アトピー性皮膚炎

絹のパスポートをゲットショウ

ミセス・ペリカン

文芸社

はじめに

今、この本を手にとってくださっている方は、赤ちゃんのアトピー性皮膚炎に悩んでいる方、ということでしょう。

わが子には、できるかぎりのことをしてあげたい。ですが、医師に言われるまま薬を塗りつづけるだけでよいのか、ほかにできることはないか、と悩んでいるのではないでしょうか。

かくいう私も、息子が重度のアトピー性皮膚炎でした。発症したのは、生後1か月のころです。

顔や首のまわりに発疹が出はじめ、無意識のうちにかきむしって血だらけになってしまった息子。慌てて病院に連れていくと、全身に薬を塗られ、包帯で巻かれ、飲み薬も処方されました。

たしかに、お医者さまに言われたとおりに薬を塗ってみると、症状はおさまりました。ですが、息子の肌は違和感があるほど真っ白になりました。

私はあまりの効果の強さを不自然に感じ、直感的に、「このような治療を息子に受けさせたくない」と思いました。そしてその後、私なりの方法で、息子のアトピー性皮膚炎と向き合うことを決めたのです。

約8か月後。

息子のアトピー性皮膚炎の症状は、きれいになくなりました。その後、たまに症状が出ることはありましたが、薬を使うことなく回復させ、息子はすくすくと成長しました。

私には娘もおります。娘はアトピー性皮膚炎ではありませんでしたが、娘の子どもはアトピー性皮膚炎になりました。

また、甥の子どもも、アトピー性皮膚炎を発症しました。

私は、息子のときに知った方法で、薬を使わず、それぞれの家族にアドバイスをし、今では2人とも完治しています。


私は思うのです。

「アトピー性皮膚炎は、病気ではない」と。

それは、皮膚が成長するときの通過点に過ぎないのです。

このあとくわしくお話ししていきますが、病気ではないアトピー性皮膚炎に向き合うために必要なのは、薬ではなく、免疫力なのです。


この世に生を受けた赤ちゃんは、お母さんのおなかにいるときに胎盤を通して免疫力をもらいます。生後6か月くらいまではこの免疫力が残っているため、多くの病気から守ってもらえます。

保護者の方々の、わが子に対するちょっとした関わり方の工夫とがんばり、そしてあふれんばかりの愛情があれば、一生つるつるのお肌＝「絹のパスポート」を手に入れることができるのです。

本書では、

・重度のアトピー性皮膚炎だった息子をはじめ、息子と同様アトピー性皮膚炎を発症した子どもとどのように向き

合っていったのか

・アトピー性皮膚炎を改善させるための食事や生活習慣に加え、子育てで大切にしてきたことについて

以上を中心にお話ししていきたいと思います。

私の体験を1冊の本にして世の中に広めることで、アトピー性皮膚炎で苦しんでいる方々を、1人でも多く救いたいと願っています。

どうぞ、最後までおつきあいください。

ミセス・ペリカン

contents

第1章

アトピー性皮膚炎は病気ではありません

息子のアトピーをたった半年で改善させたお話とその方法

アトピー性皮膚炎は「通過点」に過ぎません

かゆみのある湿疹がよくなったり悪くなったりを繰り返すアトピー性皮膚炎は、子どものころに発症することが多く、一般的には成長とともに症状は改善していきます。ですが、一部の方は、成人になってからもかゆみや湿疹などの症状が続きます。

私が仕事で関わった方の中にも、アトピー性皮膚炎でお悩みの方が何人もいらっしゃいました。ちょっと緊張したり、興奮したりすると、お顔がぽっと赤くなってしまうのです。

アトピー性皮膚炎になると、「常にからだのどこかがかゆかったり、かさぶたの痕がずっと残ってしまう」「かゆみが強いときは薬を塗っていても、寝ている間にかいたりして血が出てしまう」「衣服に血がつ

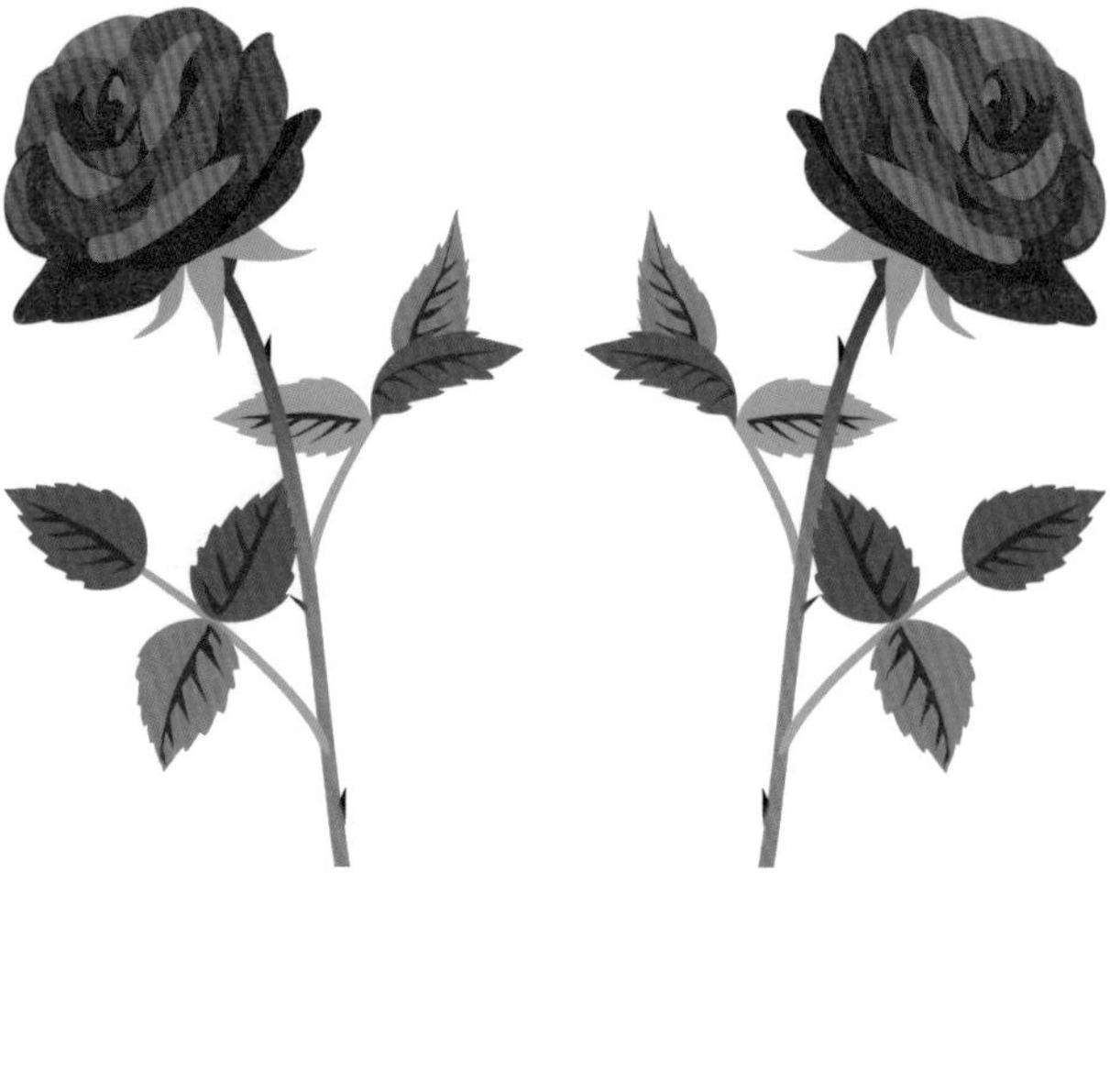

いて汚れてしまう」など、かゆみとの壮絶な闘いが始まります。

物心がつく年齢になるまで症状がおさまらないと、「家族や友達に皮膚を心配されるのが恥ずかしい」など、アトピー性皮膚炎が原因で気分が落ち込んでしまうこともあると言われています。

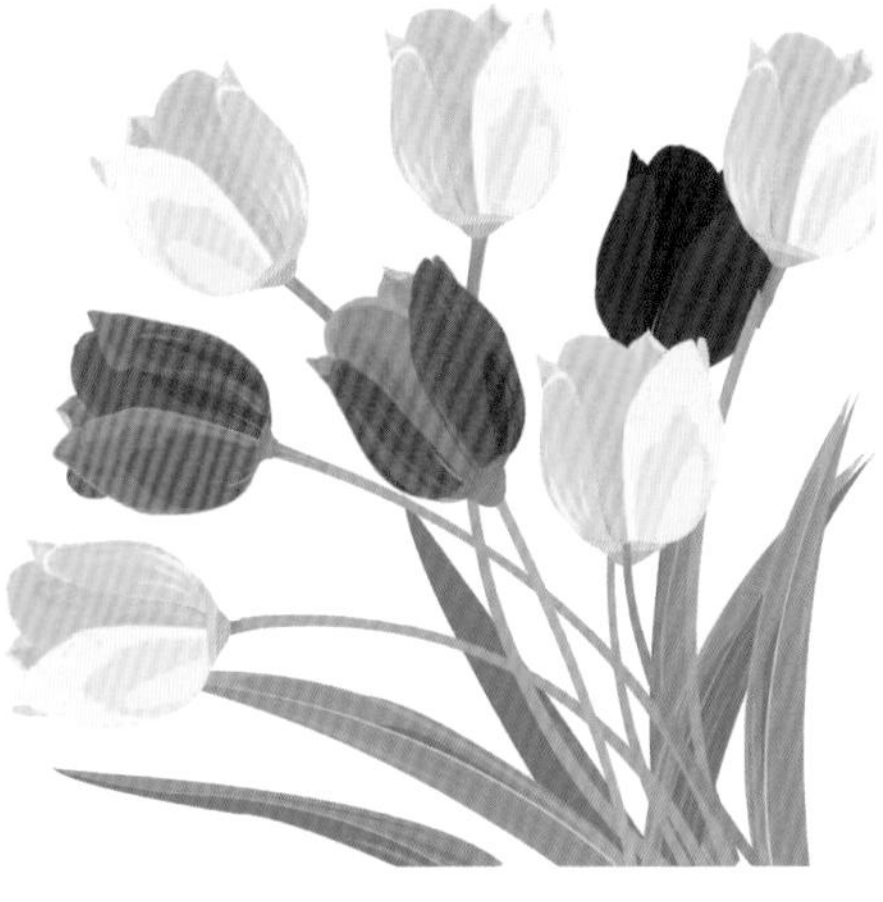

慢性的なアトピー性皮膚炎の方は、かゆいからかきむしる

↓さらに肌の状態が悪化する↓気分も落ち込む、といった悪循環に陥り、悩みが深まっているようです。

アトピー性皮膚炎の発症時期は「生後1〜2か月ごろから」とも言われていますが、発疹やかゆみをはじめとするさまざまな症状は、「体のトラブル」ではなく、「赤ちゃんが成長するための〝通過点〟にすぎない」と、私は思うのです。

そして、生まれてから生後6か月くらいの間、母親からもらう免疫力を最大限に活用して食生活や入浴方法などに気をつければ、薬を使わずにアトピー性皮膚炎の症状を改善させることができるのです。

この章では、息子のアトピー性皮膚炎の発症から完治にいたるまでの経緯について、くわしくお話ししていきます。

息子の誕生。
生後1か月半でアトピー性皮膚炎に

息子の肌の異変に気づいたのは、生後1か月半ごろでした。ある日ふと息子を見ると、鼻の周りや耳の後ろにポツポツと小さな湿疹ができているのです。そんなにひどくはないのですが、なにせ初めての子。母親としては「何かの病気ではないか……」と心配になりました。

近くの皮膚科に息子を連れていき、先生に診てもらうと、「アトピー性皮膚炎でしょう」と診断されました。そして先生は、その場で、湿疹があるところに薬を塗り始めました。どんな成分なのかわからない薬を生まれたばかりの息子に塗られることに対して不安に思った私は、「先生、薬は、家に帰ってから塗りますから」とお伝えしました。でも先生は、「大丈夫だから」と薬を塗り、息子に包帯を巻きました。

次の日の朝。

息子の鼻の周りや耳の後ろにできていた湿疹は、きれいに治っていました。かえって違和感のあるくらいまっ白になりました。しかし、夕方ごろになると、またポツポツができてしまうのです。

生後3か月くらいまで、薬を塗り、次の日にはきれいに治り、夕方にまた湿疹ができ、また薬を塗る、という日々を繰り返していました。

３か月健診では、アトピー性皮膚炎以外は健康状態、栄養状態ともに問題なし。心臓に聴診器をあてて、「息子さんは元気ですね」とお医者様から言われたときは、ほっと安心したことを思い出します。

ただ、息子のアトピー性皮

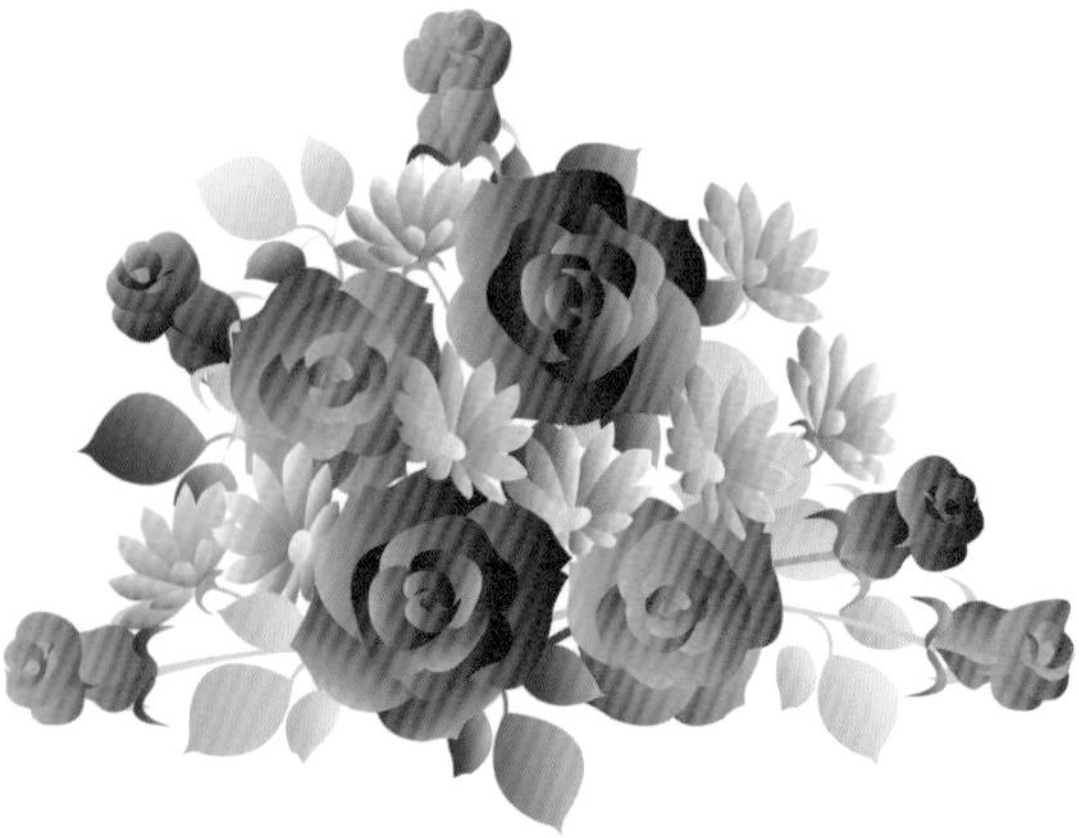

膚炎は、重度でした。塗り薬に加えて飲み薬も処方され、薬を塗り続けても、飲み続けても、湿疹は全身に広がっていきました。

ある日のこと。

薬がなくなってしまったことに気づいた私は、主人に留守番を頼んで皮膚科に行き、薬をもらって帰宅しました。

帰宅してすぐ、息子が寝ているベビーベッドに向かった私は、目の前の息子の姿に、驚きのあまり息をのみました。

顔、首、手、足。

体中のあらゆる部分が、血だらけになっているのです。

薬がきれて体中にかゆみが出てしまった息子が、無意識のうちにかゆい部分を手でかきむしってしまった結果であることは、簡単に想像できました。

「かゆかったね」「つらかったね」と、声をかけながら、血だらけになってしまった息子の肌をふきながら、私は思ったのです。

「はたしてこのまま息子に薬を塗り続けてよいのだろうか」と。

薬を塗ったり飲んだりすると、確かに一時的に状態はよくなります。しかし、薬を塗ったあと、その部分が白くなる様子に、ただならぬ不安を感じていました。

この薬は劇薬なのではないか。

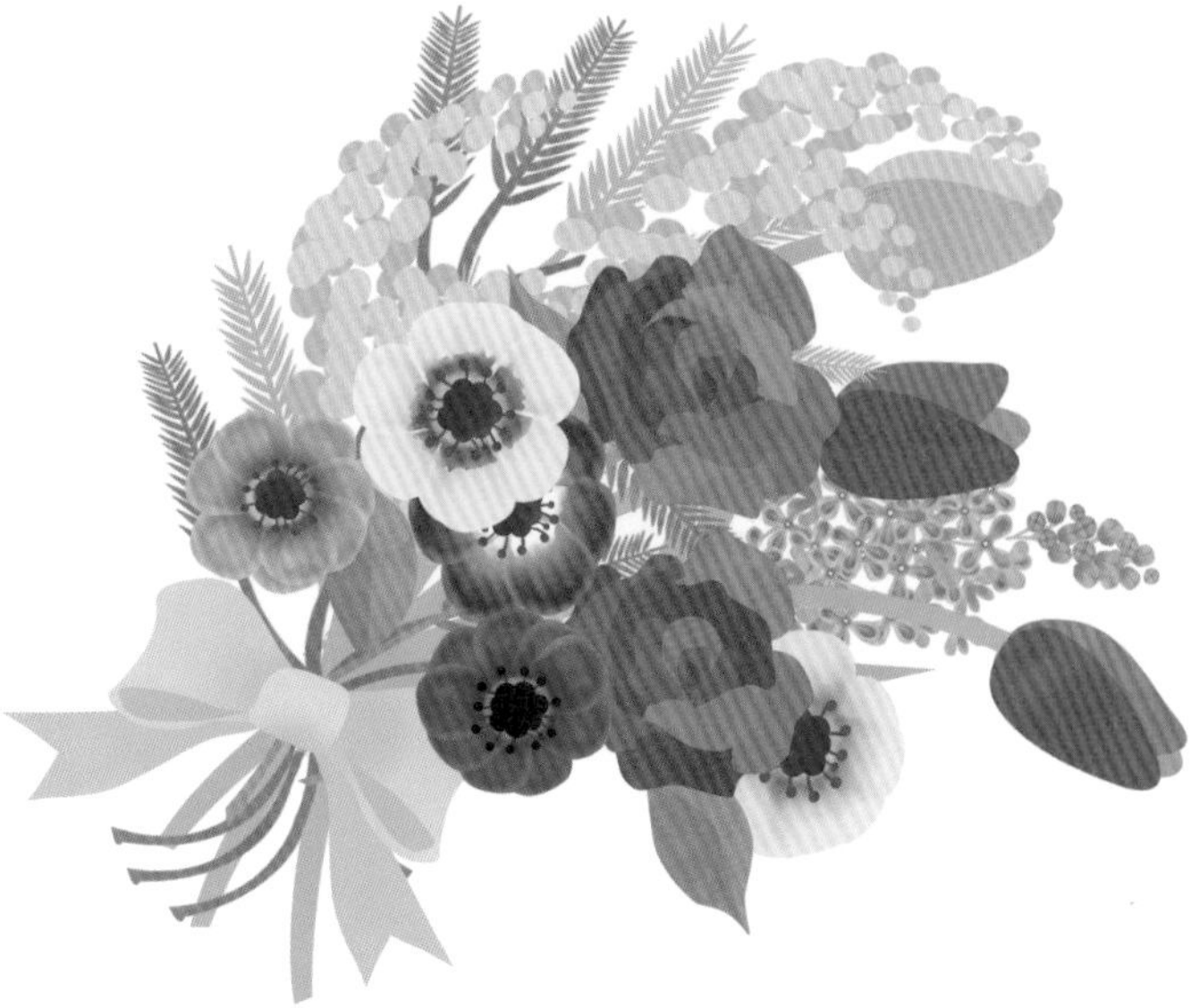

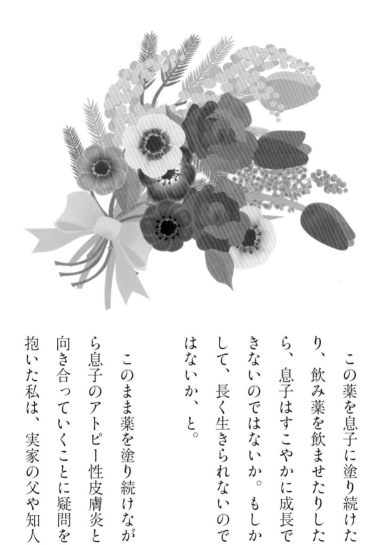

この薬を息子に塗り続けたり、飲み薬を飲ませたりしたら、息子はすこやかに成長できないのではないか。もしかして、長く生きられないのではないか、と。

このまま薬を塗り続けながら息子のアトピー性皮膚炎と向き合っていくことに疑問を抱いた私は、実家の父や知人に相談したり、書物を読んだり、ありとあらゆる方法を用いてアトピー性皮膚炎について調べました。

いろいろ調べていくうちに、アトピー性皮膚炎は〝現代病〟というイメージがあるものの、じつは江戸時代のころから、同じような症状に悩む人々が存在していたという説もあるということがわかりました。当時は当然「アトピー性皮膚炎」という病名はなかったですし、もちろん特効薬もありませんでしたから、症状が出た人たちは、治療と呼ばれることはなにもしないまま、自然治癒を待つしかなかったそうです。

これを知った私は、息子のアトピー性皮膚炎を、薬をつけずに改善させることはできないだろうかと考えました。

・薬を塗らない
・薬を飲ませない
・かゆがってもかかせないようにしながら自然治癒に導く

このようにできないものだろうかと思ったのです。

しかし、夫に相談すると、「薬を塗れば次の日にはよくなるのに、なんでやめる必要があるんだ！」と、大反対でした。

夫は歯科医なので、医療を信頼しています。私は医師ではないし、たしかに私のいうことは素人考えに思えるかもしれません。

それでも私は息子のすこやかな成長を考えると、薬は塗りたくありませんでした。

生後6か月までは「神秘の世界」

薬を塗る、塗らないで夫と何度も話し合いましたが、なんとか説得し、生後3か月ごろから薬を塗るのをやめました。

加えて取り組んだのは、

・私自身の食生活の見直し
・息子の離乳食の工夫

・入浴時の工夫
・就寝時や肌着の工夫

以上の4つです。

さて、まずは赤ちゃんが生まれてから6か月までの大切さについて、お話ししていきます。

「免疫力」という言葉、どこかで聞いたことがあることと思います。

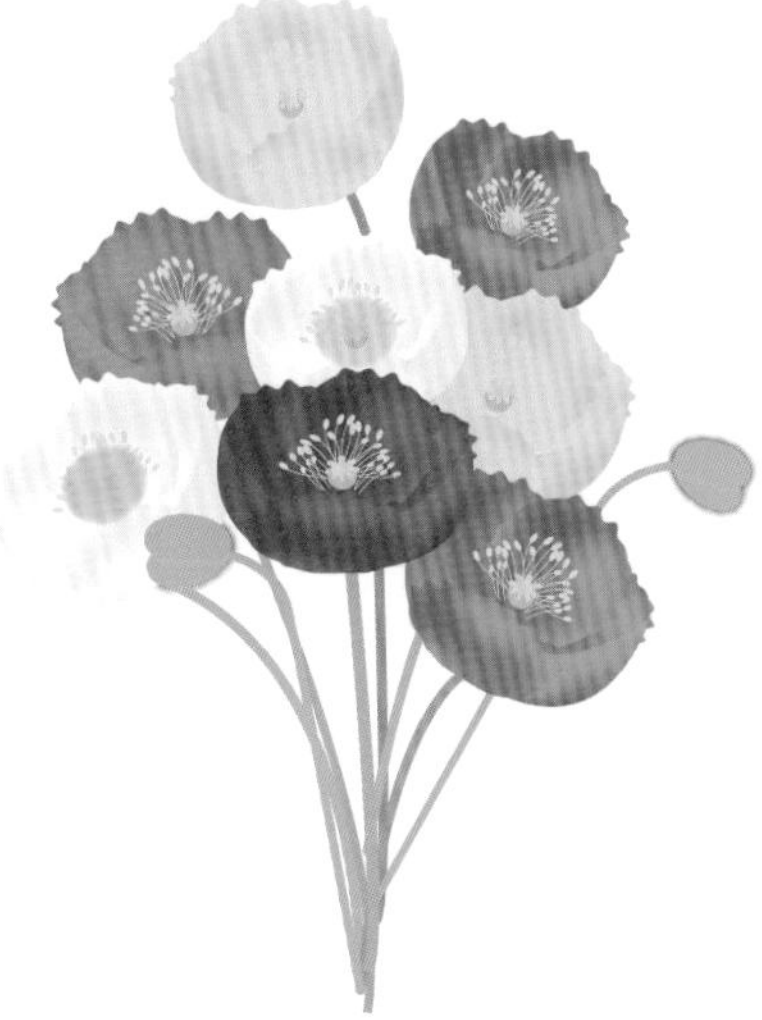

免疫力とは、ひと言で表すと、「病気を免れる力」のこと。

生まれる直前まで、おなかの中でつながっているお母さんと赤ちゃん。赤ちゃんはおなかの中で、お母さんの消化器の音や心臓の音を聞いて、五感でいろいろ感じています。そして、お母さんのおなかにいる期間に、胎盤から免疫力をもらいます。そして生まれたあとも、母乳から免疫力をもらうことができます。

この免疫力は、「生後間もなくから6か月くらいの時期まで持続する」と言われています。

まさに、赤ちゃんは、生まれてから6か月までは、私たち人間の知恵では計り知れない「神秘の世界を生きる」といっても過言ではないでしょう。

この時期の免疫力を、信じるのです。

この時期にアトピー性皮膚炎になってしまっても、思い切って薬に頼るのをやめ、もって生まれた赤ちゃんの免疫力を活用しながら日々の生活を工夫することで、多少の時間はかかっても、つるつるの肌をとりもどすことができ

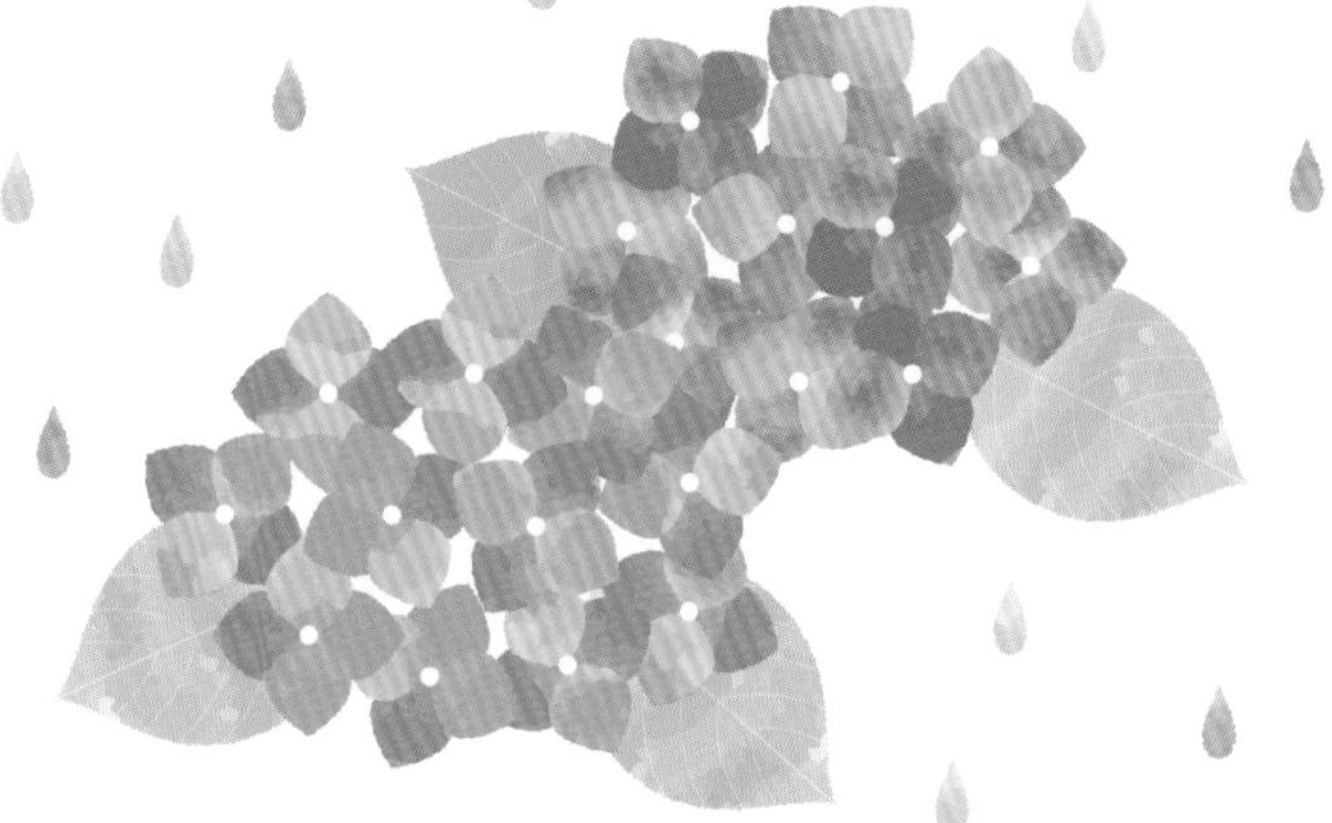

るのです。

赤ちゃんが「神秘の世界」を生きるたったの6か月。お母さんがお父さんやご家族と力を合わせてわが子と真摯に向き合うことができれば、かゆくてつらいアトピー性皮膚炎と一生お付き合いしなくて済むのです。


私は、赤ちゃんがもってうまれた免疫力と、そこから得られるものを、のちに「絹のパスポート」と名づけることになります。

薄手でなめらかで、光沢感がある羽二重のようなもちもちの肌を表す言葉。

とても素敵な響きだと思いませんか？

めいっぱいの愛情で、工夫をかかさない

息子のアトピー性皮膚炎は重度でしたので、薬をやめたあとは部位によっては湿疹がたまって膿《うみ》のようになってしまうこともありました。それでも私は、「絹のパスポート」を信じて、薬はつけませんでした。

文字どおり、かゆみとの闘いです。

みなさんがご存じのとおり、アトピー性皮膚炎は、かゆみを伴います。かゆいところをかくことは決して悪いわけではないのですが、かいてしまうと皮膚を傷つけてしまい、皮膚のバリア機能が低下し、そのせいで炎症が悪化し、さらにかゆくなってまたかいてしまうという悪循環に陥ってしまう――そうした仕組みが人間の体にはあり、かかないほうがよいのです。

とはいえ、生まれたばかりの息子に「かくのをやめなさい」と伝えても、通じるわけがありません。

そこで、生後1～2か月は、両手にミトンをさせました。両手がミトンでおおわれているので、寝ているときにかゆいところを無意識のうちにかいても皮膚を傷つけないようにするためです。

しかし、成長するにつれ、少しずつかゆみが増してくると、自分でミトンをとりはずし、かゆいところをかいてしまうようになりました。

そこで、息子の両手の袖口の部分にひもをつけ、そのひもを足にからめてむすび、手が顔に届かないようにしました。苦肉の策でしたが、無意識のうちに顔などをかいてし

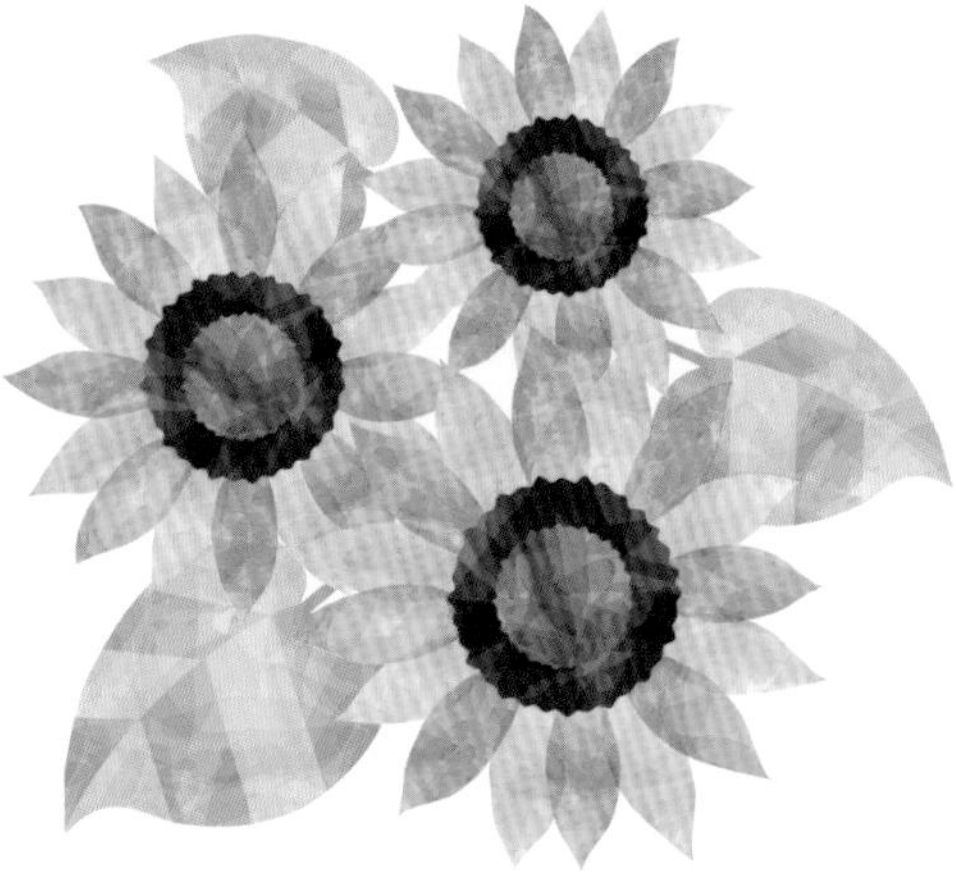

まうことを防ぐことができました。もちろんひもを使用する際は、ほどけて首にまきついたりしないよう、入念に注意を払うようにしました。

それでもかゆがって、かこうとしたときは、ただひたすら抱っこをして、あやしました。

「いい子、みんないい子、ママもパパもいい子」と、即興で歌を歌ってあげると、すごく喜んで、私を見てニコっと笑ってくれました。それが本当にかわいかったですね。

息子は夜泣きをしなかったのですが、夜、かゆみで起きてしまってぐずぐずしたときは、からだをやさしくさすりながら、「かゆいのかゆいの、とんでいけー」と、あやすこともありました。

私たち大人もそうですけど、「ちょっとおなかが痛い」「ちょっと頭が痛い」など体のどこかに気になることがあっても、気を許せる友人や家族と語らい、楽しい気持ちやうれしい気持ちになると、それを忘れてしまうことがあります。神秘の世界を生きる赤ちゃんなら、なおのことそうですよね。

たくさん愛情を注ぐこと。

「かわいい子ね」「いい子ね」と話しかけ、なでてあげること。

「生まれてきてくれてありがとう」と、感謝すること。

神秘の世界を生きるわが子にたくさんの愛情を注ぎ、「がんばれ！　がんばれ！」と心の中で叫びながら一生懸命向き合うと、子どもはそれを全身で受け取ってくれるものです。

生後6か月までの神秘の世界を生きる赤ちゃんは、いうなれば、「神様」のような存

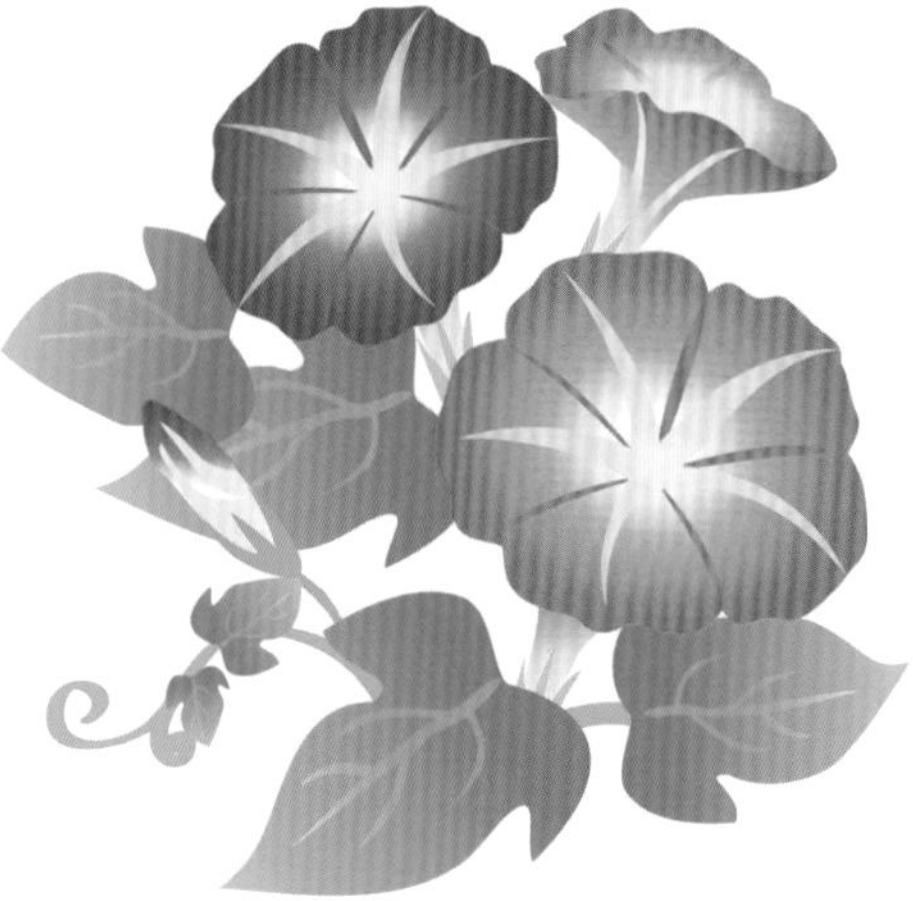

在です。

お母さんに抱かれているだけで、その愛情は、その子に一生残ります。

「自分には愛する子どもがいる」

「母親として、なにがあってもこの子を守り抜く」

この自覚さえあえば、大丈夫。

アトピー性皮膚炎の子どもに「かかせない」ようにするためには、めいっぱいの愛情を注ぐことがなによりも大切なのです。

気づかいはお母さんの食事から

赤ちゃんが生まれてから生後6か月までの「神秘の世界」の期間に母乳を飲ませているお母さんはとくに、ご自身の食生活に気を配ってほしいと思います。赤ちゃんの症状をよくするために、まずは、お母さんの食生活を改善するのです。

以下、私が実行したことについてお話ししていきます。

息子を母乳で育てていた私は、以下の食材を食べるのを控えました。

・鶏肉
・卵
・牛乳
・チーズ
・乳製品

ハムやソーセージなど、添加物が含まれている食品も、口に入れないようにしました。

私が食べたものが母乳となって息子の体に入ることで、それが〝異物〟として反応し、アトピー性皮膚炎をますます悪化させるのではないかと考えたからです。

ちなみに、ハムやソーセージ以外に添加物が多い食べ物として一般的に知られているのは、以下のものです。

・市販のお弁当
・市販のおにぎり
・調理済みパスタ
・カット野菜サラダ
・食パン、サンドイッチ、菓子パン
・インスタントラーメン
・お菓子類

また、マヨネーズ、ケチャップ、ソースなどの調味料は使いませんでした。

いっぽうで、以下のものを積極的に食べていました。

・白米

・おみそ汁

・野菜全般

・白身魚

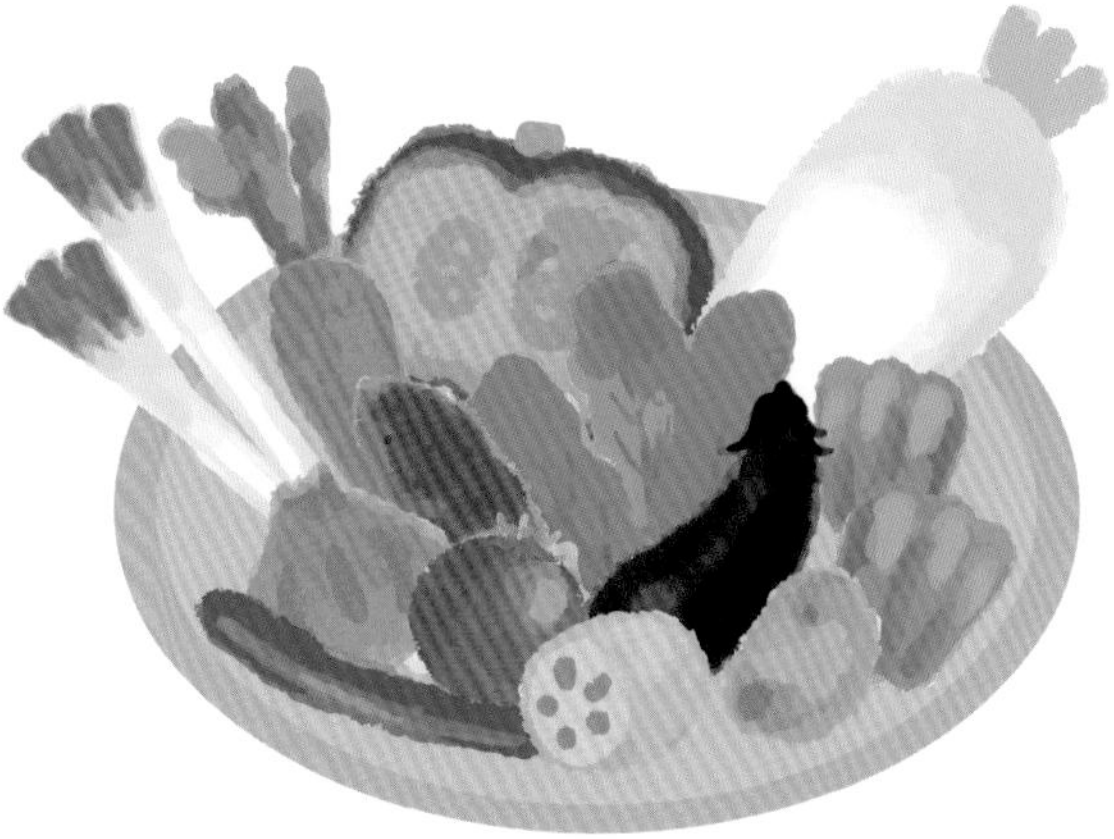

おみそ汁は、豆腐やじゃがいもなど、さまざまな野菜を具にして毎日のように飲んでいました。

そうです。今から60年～70年前、アトピー性皮膚炎の薬が開発される前から存在する「昔ながらの食べ物」を意識して口に入れていたのです。

私たち日本人の食生活は、古くから、主食である米、すなわち「ごはん」を中心に大豆、野菜、魚など国内で生産、捕獲された素材を組み合わせ、だし、みそ、醤油などで味付けされた料理が一般的でした。

中でもおみそ汁とおかずを中心とした「一汁一菜」という組み合わせは、栄養的に非常にすぐれていると言われています。

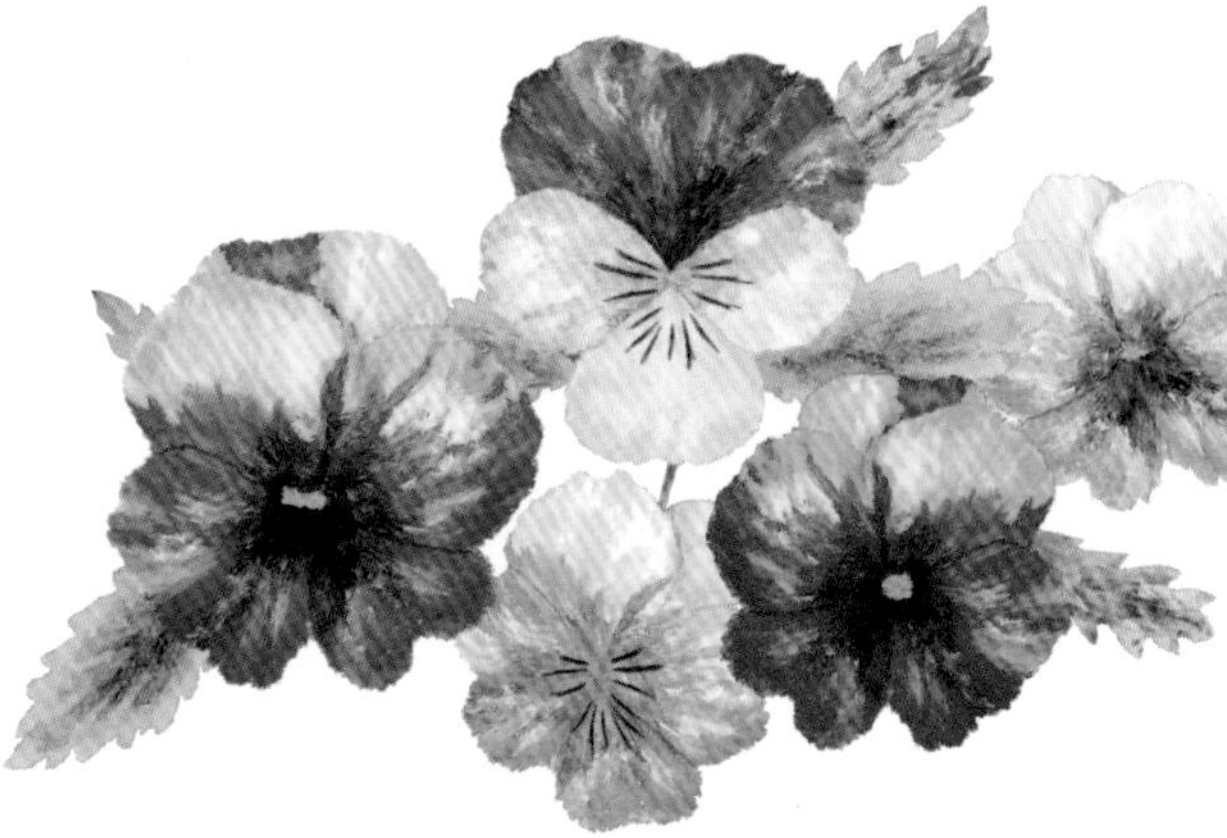

日本で初めての〝健康オタク〟と評されている天下人・徳川家康は、健康への意識が非常に高く、毎日「五菜三根」のみそ汁を飲んでいたというエピソードはよく知られています。

白身魚は、鯛やひらめ、たら、かれいなどを私はいただいていました。淡白な味でほぐれやすく、低カロリーで消化にも良いので授乳中の食事の材料としておすすめです。

調味料については、だし、みそ、醤油が中心。塩は、みそや醤油に塩分として含まれているので、野菜炒めなどをするときには使いましたが、その他の料理をつくるときは、あまり使いませんでした。

みなさんのご参考になればと思い、私が授乳中に食べていた食事のレシピをいくつか紹介します。

01

野菜と豚こまの炒め物

【材料】

にがうり、豚のこま切れ肉、紅ショウガ少々

【作り方】

❶豚のこま切れ肉を醤油、こしょうで下味をつけておく

❷にがうりを縦半分に切り、ワタを取ってからうす切りにする

❸鍋にサラダ油をひき、こま切れ肉をしっかり炒める

❹にがうりを加え、さっと炒める

Point　にがうりは生でも食べられるので、炒めすぎないほうが美味しい。

---

❺塩、こしょうで味をうす味に調える

❻紅ショウガをそえる

02

鯛のスープ

【材料】

鯛の切り身、三つ葉、ワカメ、しめじ、
ショウガ少々

【作り方】

❶鍋に水と鯛とショウガを入れ、沸騰したらアクを取る

❷ワカメ、しめじを入れて弱火で煮る

❸三つ葉を入れて仕上げる

03

具だくさんの野菜のみそ汁

【材料】

大根、ジャガイモ、玉ねぎ、長ねぎ、かつお節、みそ

【作り方】

❶大根は扇形、ジャガイモは小口切り、玉ねぎは千切り、長ねぎはみじん切りにする

❷鍋に水と大根、ジャガイモを入れ、ひと煮立ちさせる

❸２の野菜がやわらかくなったら、玉ねぎ、長ねぎ、かつお節を入れる

❹みそでうす味に仕上げる

いかがですか？　いずれも簡単なプロセスでできる家庭料理ですので、ぜひ試してみてください。

妊娠中の食生活については、娘の妊娠中にはビタミンCを積極的にとることをすすめましたが、私自身は特に気をつかうことはしませんでした。

妊娠中は、あまり神経質にならずになるべくリラックスして過ごすことができれば、それで十分だと思います。

赤ちゃんに食べさせる離乳食

次に、赤ちゃんに食べさせる離乳食についてお話しします。

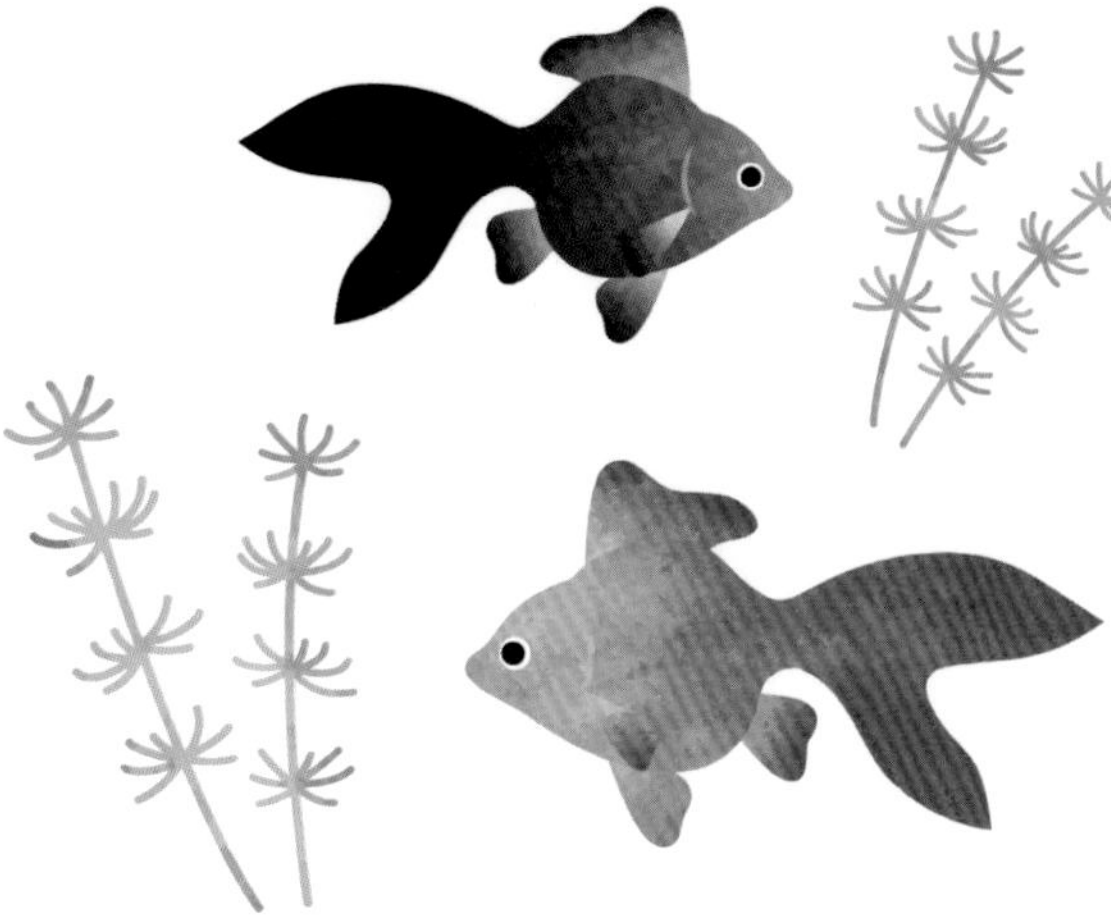

生後5、6か月ごろ、以下のような様子が見られたら、離乳食のスタートに適していると言われています。

・首のすわりがしっかりして寝返りができる
・支えてあげると5秒以上座れる
・食べ物を見せるとうれしそうにして、口をあけたりよだれ

を流したりする

・大人が食べる様子を見て、興味を示し、欲しそうにする

・手にしたものを、自分の口へ持っていく

息子も例にもれず、生後5、6か月ごろに、重湯（おかゆを炊いたときにできる上澄みのトロッとした液体）からスタートしました。

よく食べさせたのは、鯛のスープです。

小鍋に水を入れて火にかけ、さっと水で洗った鯛の切り身を入れてすりつぶしてから煮るだけ。最後におみそで少し味をつければ完成です。鯛のだしがたっぷり出て、息子は喜ん

で飲んでいました。

薄味のおみそ汁も、よく作りました。具は、豆腐、ジャガイモ、白菜、小松菜などの野菜です。月齢にそってすりつぶしたり、こまかく刻んだりして与えました。

中期以降は、これらのみそ汁にわかめを加えることもありました。わかめは繊維が多いため、赤ちゃんには噛み切りにくい食材です。初めのうちは、やわらかく煮て細かく刻んで使用しましょう。離乳食では、調理しやすい生わかめを使用するとよいでしょう。

そうです。もうお気づきの方も多いと思いますが、赤ちゃんに食べさせる離乳食も、私が授乳中に口にしていた食べ物と同様、昔からあった食べ物を、赤ちゃんが食べやすい固さにすること、薄味にすることに気をつけて与えていました。

あとは、発酵食品。

中でも納豆はおすすめです。生後7、8か月のころから、納豆をすりつぶしてそこに白砂糖をまぜて食べさせていました。

息子は独特の甘みが気に入ったのか、お砂糖のところをペ

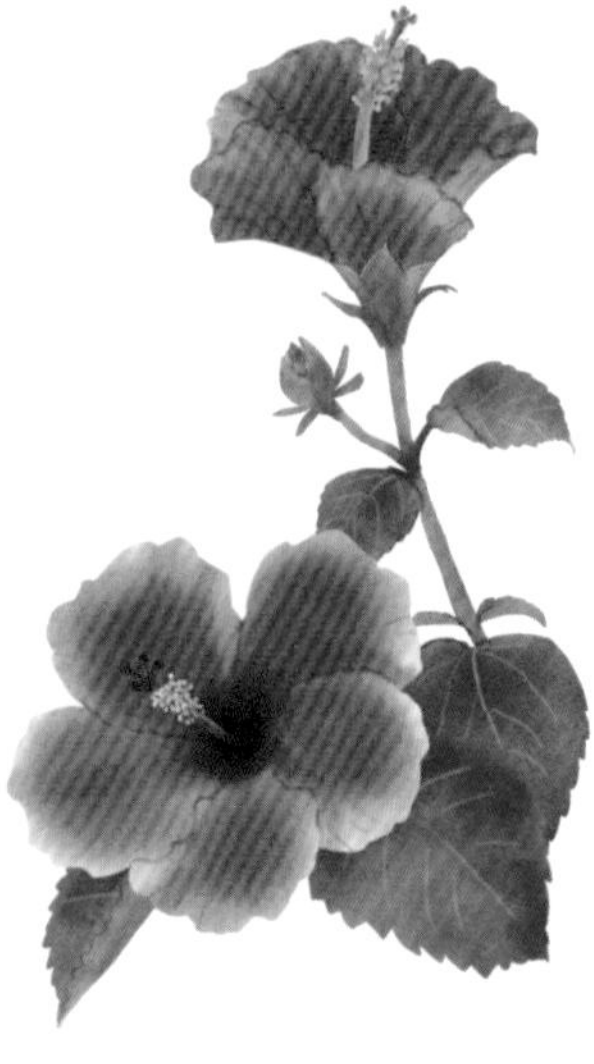

ロペロとなめながら喜んでいました。

りんごジュースもよく飲ませました。市販のものではなく、ミキサーに、芯をとって適当な大きさに切ったりんごを入れてスイッチを入れて作っていました。りんごは皮をむいたあとは酸化しやすいので、すりおろしていると時間がたってしまって色が変わってしまうことがあるので注意しましょう。


お子さんにアトピー性皮膚炎があると、「もしかして、食物アレルギーを発症するかもしれない」と、離乳食の進め方を悩んでしまうご家庭が多いようです。

大切なのは、「離乳食の開始を遅らせず、少しずつバランスよく摂取すること」だと思います。

食物アレルギーの発症を避けようとして離乳食の開始自体を遅らせると、必要なたんぱく源やカルシウム・鉄分などの栄養素を十分にとることができず、お子さんの成長発達に支障が生じる恐れがあると言われています。

アトピー性皮膚炎で食物アレルギー発症のリスクがあっても、以下のことを心がけるとよいでしょう。

・離乳食の開始時期は遅らせない。
・米（おかゆ）、野菜などから開始し、豆腐など順次すすめる。

・どの食物も、初回の摂取は1種類ずつ少量から食べさせる。

また、離乳食を進める際は、食べこぼしやよだれが顔に付着すると湿疹や赤みの原因になることもありますので、口の周りを拭いながら食べさせるようにしましょう。

月齢が進むと、手づかみ食べが始まり手が汚れることもありますので、食事のあとは、口周りに加えて両手もしっかりふいてあげましょう。

こうして離乳食も工夫していた私ですが、月齢を重ねるにしたがっていろいろな食べ物を食べさせるなかで、牛乳を少量飲ませたり、お肉を少し食べさせたりしたあとに、一度息子に湿疹が出たことがありました。しかし、湿疹が出た時点ですぐに食べたり飲んだりするのを控えさせ、しばらくその食べ物や飲み物を口にしないようにすることで、大事

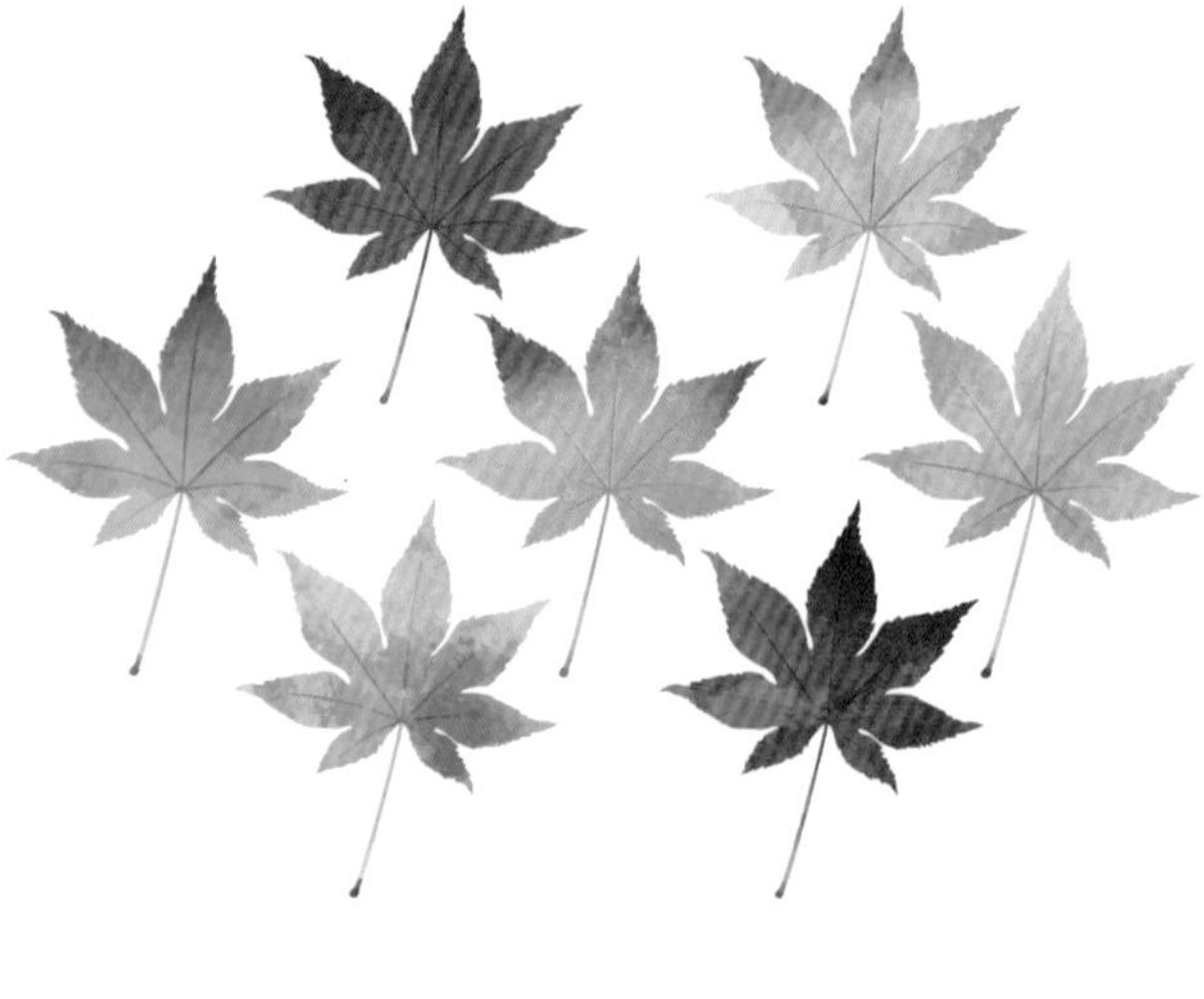

に至ることはありませんでした。

「紅茶湯」による入浴のポイント

次に赤ちゃんの入浴方法についてお話ししていきます。

赤ちゃんは新陳代謝が活発です。まだ体を動かすことが少ない新生児期も、汗や皮脂汚れなどがたまりやすいので、沐浴で汚れを落とし、清潔に保つことが大切です。

裸の状態になることで全身の観察もできるため、気がかりがあればすぐに見つけられます。毎日行う入浴だからこそ、アトピー性皮膚炎を悪化させないポイントをおさえておくことが大切です。

私は、息子の入浴は、「紅茶湯」で行いました。

アトピー性皮膚炎について相談したり調べたりするなかで、私の父が、「よもぎのお風呂に入れてあげなさい」とすすめてきました。

よもぎはキク科の多年草で、日当たりのよい場所に野生で生えており、「もぐさ」としてお灸にも利用されています。古来、医療用

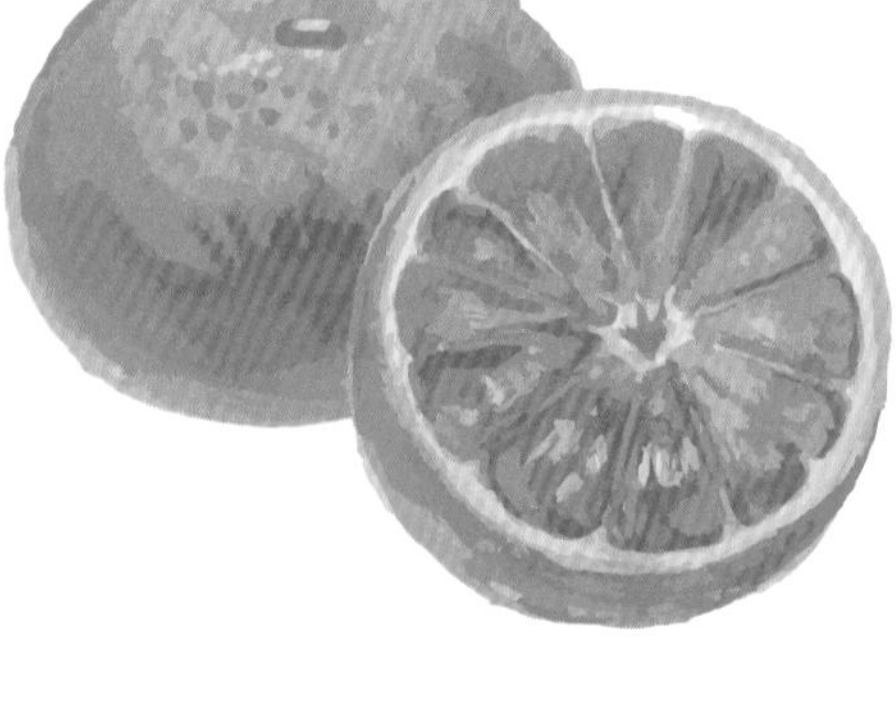

として用いられた薬草でもあり、葉を入浴剤として用いることでアトピー性皮膚炎の改善につながるのではということで、家の周りを探したのですが、ちょうど冬の時期で、採ることができなかったのです。

そこで思いついたのが、紅茶でした。

紅茶はもともと茶葉を発酵させたもので、渋みのもとでもあるタンニンは、やけどの薬として昔から使われてきた成分で、炎症を鎮める働きがあるそうです。

紅茶湯は、以下のような手順でつくりました。

1　やかんに2リットルの水を入れ、市販の紅茶パックを

２つ入れる。

２　１を沸騰させる。

生まれてから１か月くらいは、まず、この紅茶湯を洗面器にうすめてから入れ、ガーゼで顔をふきました。そして、ベビーバスに紅茶湯をうすめて入れ、首、胸、脇、背中をやさしく洗い流します。

体の部位の中でも、以下のようにしわがあるところなどは汚れが残りやすいので、よく洗ってあげましょう。石鹸や泡ソープなどは使いません。

・手のひら、手の甲、指の間
・わきの下
・ひじの内側
・足のつけ根
・ひざの裏
・足の裏や足の指の間

最後に頭も紅茶湯で洗い流します。赤ちゃん用のシャンプーは使いません。

生後2か月くらいからは、浴室のバスタブに紅茶湯を入れ、親子でいっしょに湯船に入って同じように体全体を洗い流してあげました。

湯船の中では、「いい子、いい子、気持ちいいね～」と、あやしながらコミュニケーションを楽しみます。すると息子はにっこり笑ってくれました。

ちなみに、お湯が熱すぎるとかゆみの原因になることがあります。ぬるま湯程度の温度で入浴させましょう。また、赤ちゃんの体は小さく温まりやすいため、長湯も禁物です。

お母さんお父さんとのお風呂タイムを楽しめた赤ちゃんは、お風呂好きになります。息子もお風呂が大好きになり、お風呂の時間はいつもご機嫌でした。

お風呂あがりは、ベビーパウダーや保湿剤をつけず、乾いた清潔なタオルでそっとふくだけにしました。ごしごしこすってしまうとかゆみがぶり返してしまうので、くれぐれもやさしくふいてあげましょう。

こうして紅茶湯での入浴を続けていたある日、耳の後ろとわきの下のポツポツが消えていたのです。まさに新しい発見で、

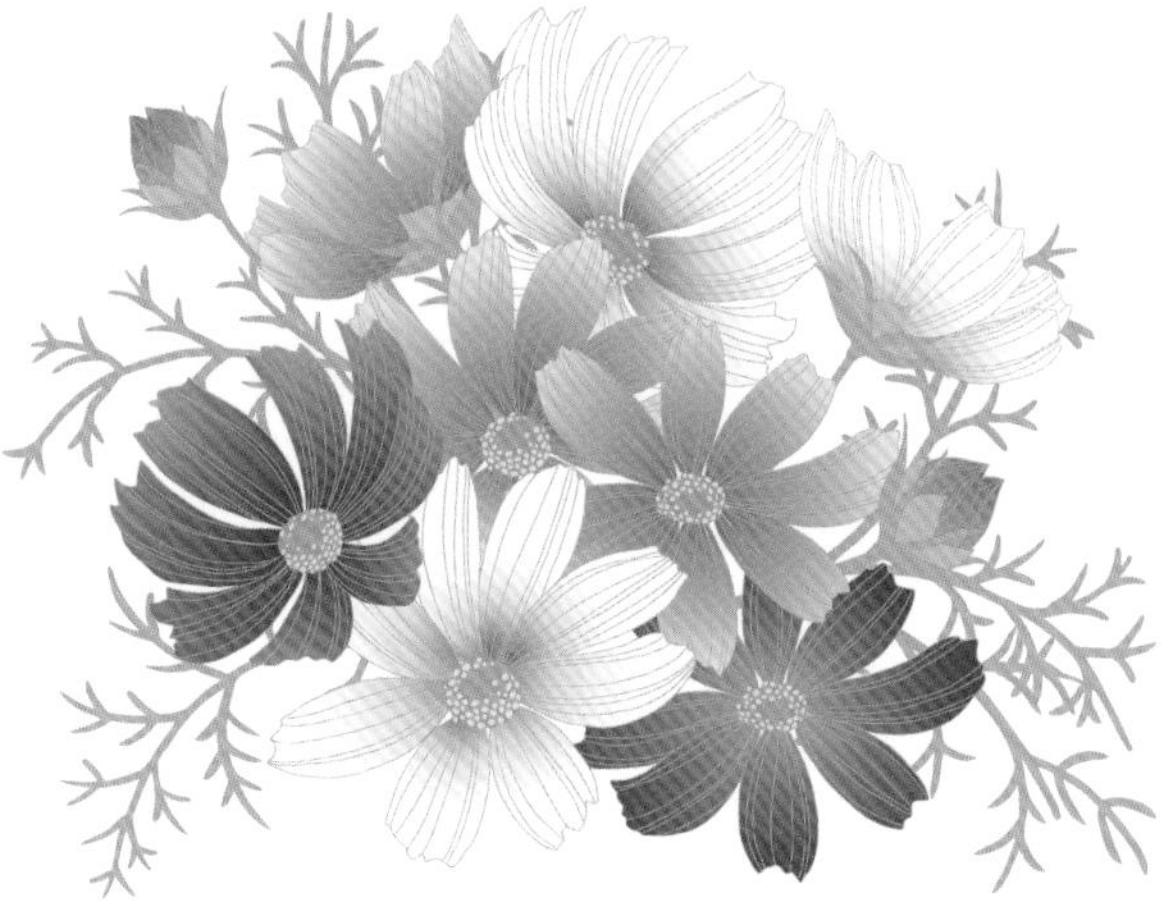

神様が教えてくれたような感動を味わいました。

いかがですか？

毎日の入浴をひと工夫するだけでも、アトピー性皮膚炎は改善していきます。

以下、入浴時のポイントをおさらいしておきましょう。

・入浴は「紅茶湯」
・ガーゼで体の各部位、しわのある部分をやさしく洗う
・石鹸、泡ソープ、シャンプーは使わない
・コミュニケーションを楽しむ
・入浴後は乾いたタオルでさっとふく

・ベビーパウダーや保湿剤は使わない

早速実践して、愛するお子さんのために「絹のパスポート」を手に入れてくださいね。

疲れた皮膚には清潔な肌着を

アトピー性皮膚炎の子は、皮膚が疲れているので肌着選びも大切です。

素材は、肌ざわりがよく、なめらかな風合いでザラザラチクチクしない綿素材や絹素材がよいと思います。息子は冬生

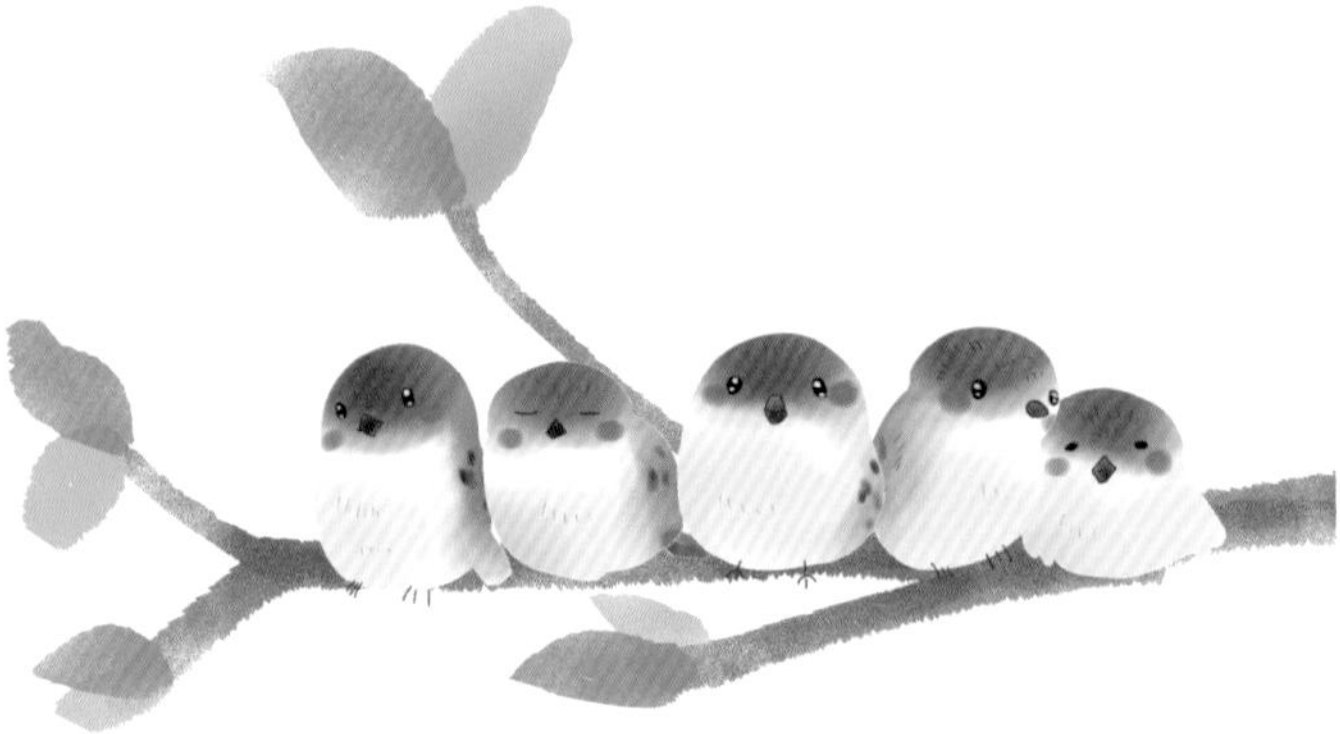

まれで、赤ちゃん時代は気温が低かったためあまり汗はかかなかったのですが、夏生まれの赤ちゃんで汗をかく場合は、綿は乾くのが遅い側面もありますので、「綿30%、ポリエステル70%」など、化繊が入っている肌着を選んだほうがよい場合もあります。

いちばん大切なのは、体を清潔にしておくことです。

また、衣類の袖口や襟元のゴムな

どによる締めつけがかゆみの原因になることもあります。とくに直接皮膚に触れる肌着や靴下などは、肌ざわりがよく、締めつけの少ないものを選ぶようにしましょう。

また、肌着と同様に、衣類も清潔に保つことが大切です。汗をかいたり汚れたりしたら、すぐに着替えるようにしましょう。毎日洗濯をしてよくすすぎ、天日干しにしてよく乾かしましょう。

アトピー性皮膚炎と寝かしつけ

アトピー性皮膚炎の子は、夜寝る前にかゆがることがあります。

眠りにつく際に体温を下げるため、手足の血管を開いて熱を放出する作用により、体が温まることが原因と言われています。

かゆみが出ると、本人も眠れず肌をかきむしって血だらけになってしまうこともあります。隣で寝ているお母さんお父さんも、そんなお子さんの様子に気づいて起きてしまうこともありますよね。

夜ぐっすり眠ることは、アトピーの改善に大きく関わってきます。少しでもよい睡眠をとるために、かゆみをできるだけ取り除いてあげることが大切です。

寝る直前にお風呂に入ると、体が温かいまま布団に入ることになってしまいます。

入浴は、可能であれば寝る1時間前には終わらせるようにしましょう。

また、子どもは大人が思うより暑がりです。パジャマは薄手のものに替え、上掛けは1枚少なめにかけるようにすると良いでしょう。

前でもお話ししましたが、目を

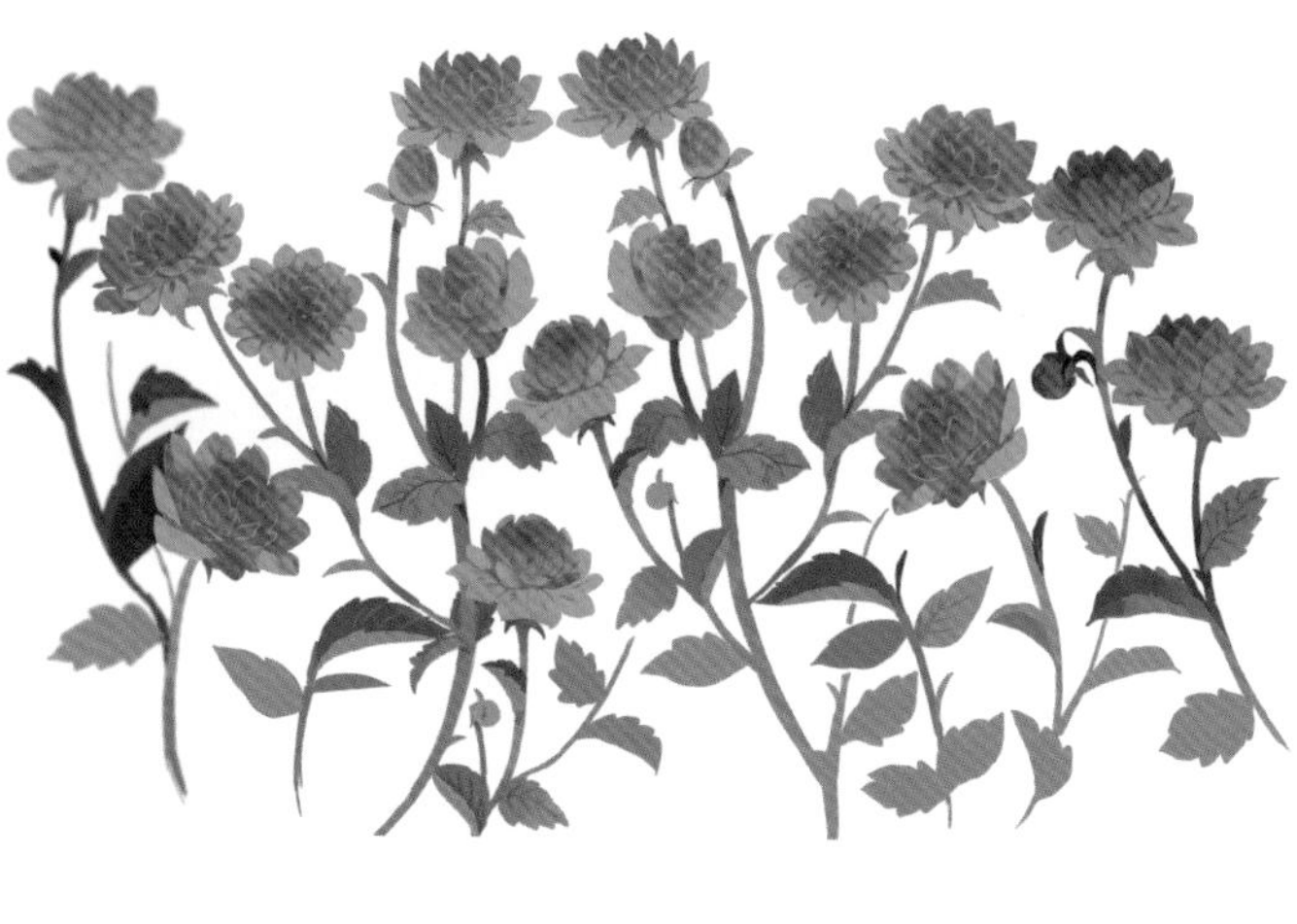

さましてかゆがったら、体をそっとさすってあげながら「かゆいのかゆいのとんでいけ〜」とあやし、体をかかせないようにしましょう。

抱っこやおんぶもたくさんしてあげてください。

愛こそ、わが命です。

繰り返しになりますが、赤ちゃんが「神秘の世界」を生きる6か月間、目の前のわが子を大事に大事に愛してあげることができれば、「絹のパスポート」を手に入れることができて幸せな日々を送れるようになるのです。

「なぜ、うちの子だけがこんな目にあわないといけないのだろう」

「アトピー性皮膚炎の子のお世話がこんなに大変だとは思わなかった」など、いろいろな思いがわきあがるお母さんお父さんの気持ちもよくわかります。

たしかに大変に思うこともあるかもしれませんが、あまりむずかしく考えず、ちょっと心を軽くして「この時期が過ぎれば大丈夫」と信じ、お子さんとかけがえのない日々を過ごしていただければと思います。

そして息子はつるつるの肌に

食生活や入浴の仕方、就寝時や肌着の工夫を施しているうちに、息子のアトピー性皮膚炎は、少しずつよくなっていきました。これまでたくさんブツブツの発疹ができていた部位が、目に見えて少なくなっていくのです。

私は希望を感じました。

神秘の世界を生きる赤ちゃん時代に、赤ちゃんの免疫力を信じて「薬を塗らない」「かかせない」を実行すれば、アトピー性皮膚炎は改善していくのです。

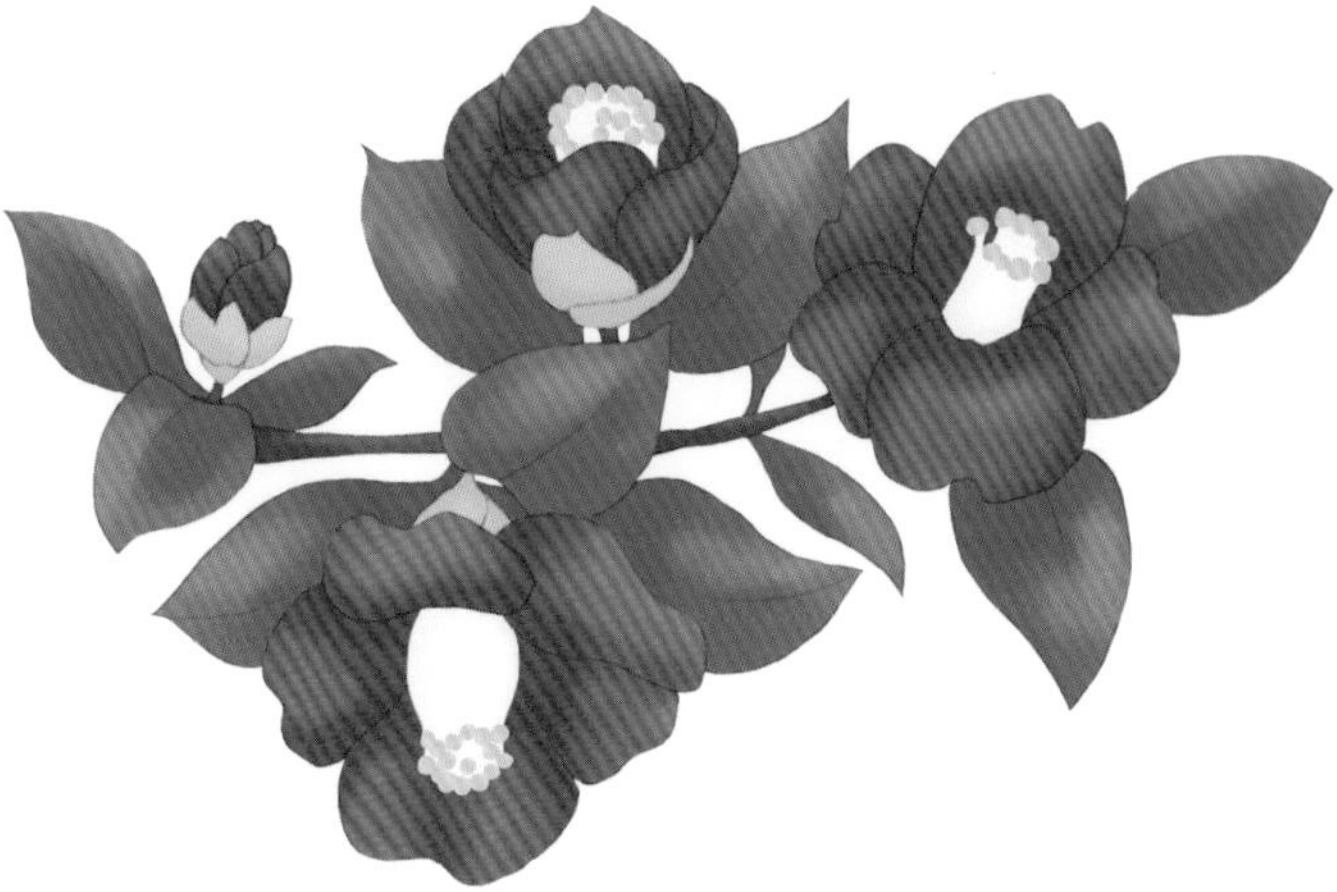

生後9か月ごろになると、息子の肌はつるつるになりました。

かきむしって血まみれになることも、夜、かゆくてむずかることもなくなりました。

まさに、「絹のパスポート」を手に入れることができたのです。

第2章

体験を伝えていく

孫のアトピー性皮膚炎

孫がアトピー性皮膚炎に

私は息子のアトピー性皮膚炎を完治させたあとも、アトピー性皮膚炎に悩むさまざまな人たちと出会ってきました。

この章では、息子とは別の子どもたちのお話を書きたいと思います。

すでにお話ししたように、私には、息子と娘がおります。2人とも結婚し、娘は女の子の母親、息子は4人の男の子の父親となりました。

息子は重度のアトピー性皮膚炎でしたが、娘は発症せずに成人しました。しかし、娘のはじめての子、つまり私の初孫が、アトピー性皮膚炎になってしまったのです。

娘が孫を「皮膚科に連れていきたい」というものですから、近所の皮膚科に私もいっしょに足を運ぶことにしました。

先生に診てもらうと、やはり、アトピー性皮膚炎という診断でした。そして、息子のときと同じように、薬を孫の顔をはじめ、体全体にパーッと塗り始めたのです。

薬を塗らずに息子のアトピー性皮膚炎を完治させた私は、とっさに「先生、薬は家に帰ってからゆっくり塗りますから」と伝えたのですが、先生は「大丈夫だから」と、そのまま塗り続けます。息子を連れてはじめて皮膚科で診察を受けたときの対応と全く同じでした。

帰宅してしばらくすると、孫の発疹は消えていました。しかし案の定、時間がたつと再び発疹が現れるのです。

息子のアトピー性皮膚炎を、薬を塗らずに完治させた経験がある私は、娘に改めてていねいに話しました。

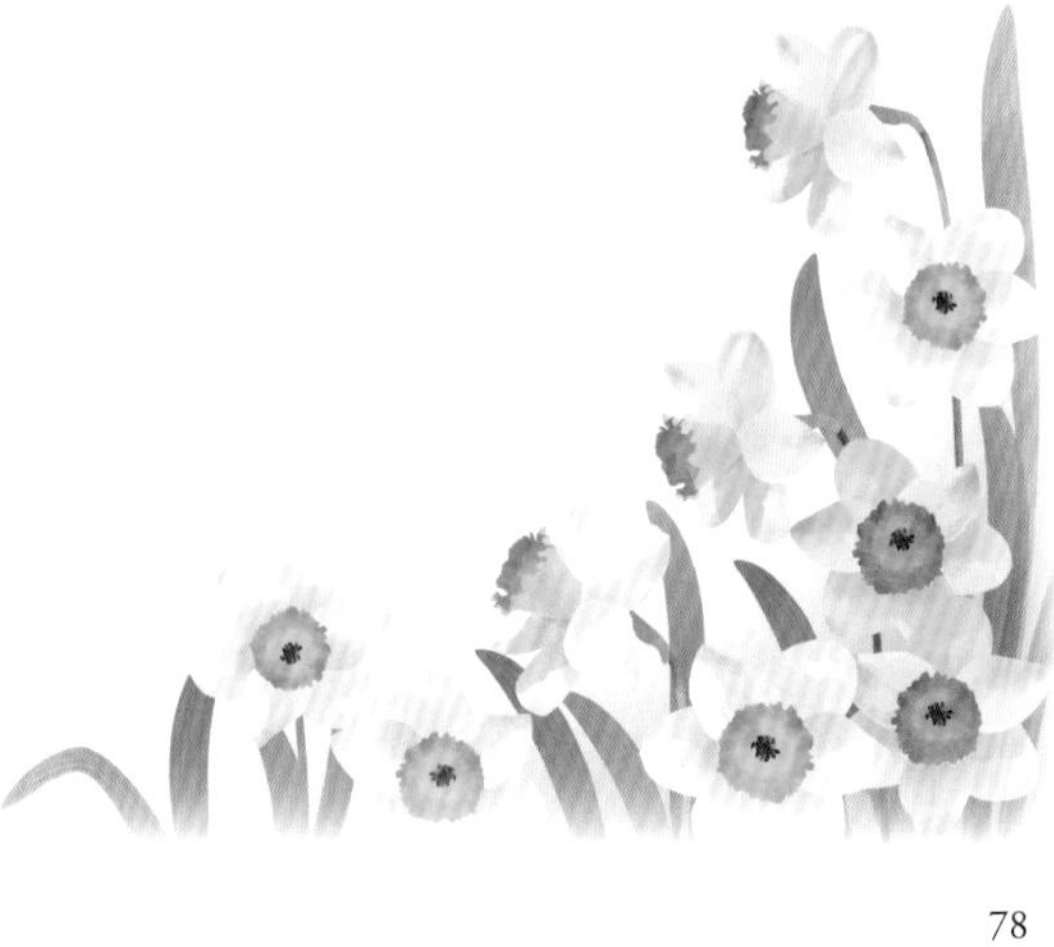

・アトピー性皮膚炎は病気ではないこと
・薬を塗らずに治すことができること
・赤ちゃんが「神秘の世界」を生きる生後6か月の間に免疫力を活用すること
・食事や入浴の仕方を工夫すること

孫のアトピー性皮膚炎も、息子のアトピー性皮膚炎と同様に薬を塗らずに治してあげたかったのです。

孫にも免疫力をつけさせたい

私の話を聞き、娘は半信半疑で薬を塗るのをいったんはやめました。幼少期、「自分の弟がアトピー性皮膚炎になったけれどもきれいに治った」という記憶が、彼女の頭の中に残っていたこともあると思います。

しかし、頭ではわかっているものの、こと最愛のわが子のことになると、「本当にこれでいいのだろうか」などと思い悩んでしまうのが、母親の常。

薬を塗ると、一時的にでも肌の状態がよくなるわが子の様子を見ている娘からしてみたら、「薬を塗ってラクにさせてあげたい」「薬を塗るのをやめて、かゆがるわが子を見ているのはつらい」という気持ちになるのでしょう。

私が「薬を塗らなくても大丈夫よ」と言っても、「薬を塗るとパッと治るのに、なぜ塗らせてくれないの？　お母さんは間違っている！」と、泣きながら私に訴えかけてくるのです。

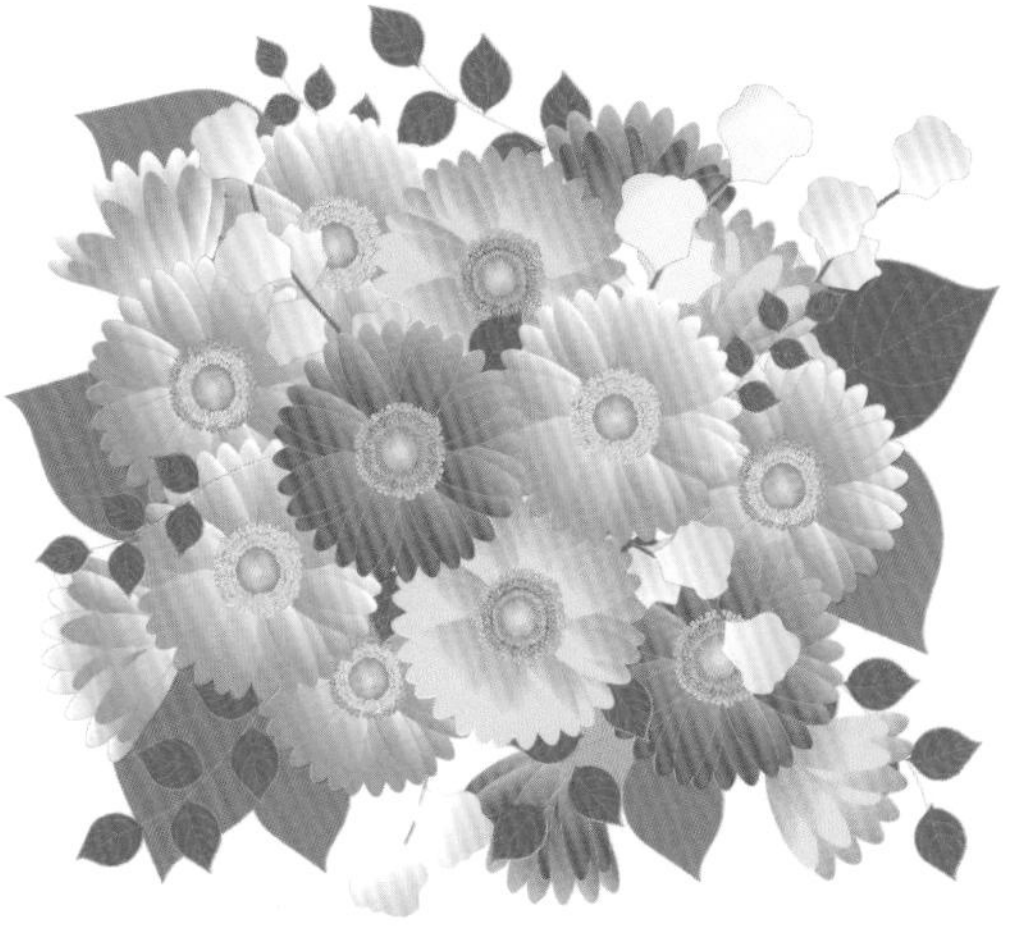

親子だからこそ遠慮なく娘は私に言いたいことを言っていました。

当たり前ですよね。薬を塗ればきれいな肌になるのに、薬を塗らずにかわいいわが子にかゆみをがまんさせるなんて……娘の気持ちはよくわかります。

でも、赤ちゃんが「神秘の世界」を生きる、たったの6か月の辛抱なのです。

その期間、赤ちゃんが備えている免疫力を最大限に生かしながら向き合うことで、その子の人生が変わるのです。一生つるつるの、絹のような皮膚が、その子のものになるのです。

娘をなんとか納得させようと私の口からとっさに出た言葉が、

「絹のパスポート」でした。
「この子（孫）に『絹のパスポート』をあげなくてもいいの？　たったの6か月、赤ちゃんの免疫力を最大限に利用して、薬を塗るのをがまんして一生懸命あなたががんばれば、『絹のパスポート』がもらえるの。絹のようなもちもちの肌になるのよ！」

その後、私の気持ちが伝わったのか、娘はありがたいことにこの言葉を受け入れ、私の手ほどきを受けながらわが子のアトピー性皮膚炎と向き合うことを決めてくれました。

生後6か月で完治

それからは、娘と二人三脚で、「神秘の世界」を生きる孫のお世話を一生懸命に続けました。

娘は母乳があまり出ませんでしたが、ごはんやオートミールを中心に正しい食生活を基本に生活しながら、孫の入浴は「紅茶湯」で。かゆがったときは、「いい子、いい子」とあやしながら愛情をたくさん注ぎました。

孫は夏生まれでしたので、肌着や衣類もまめに取り替えました。

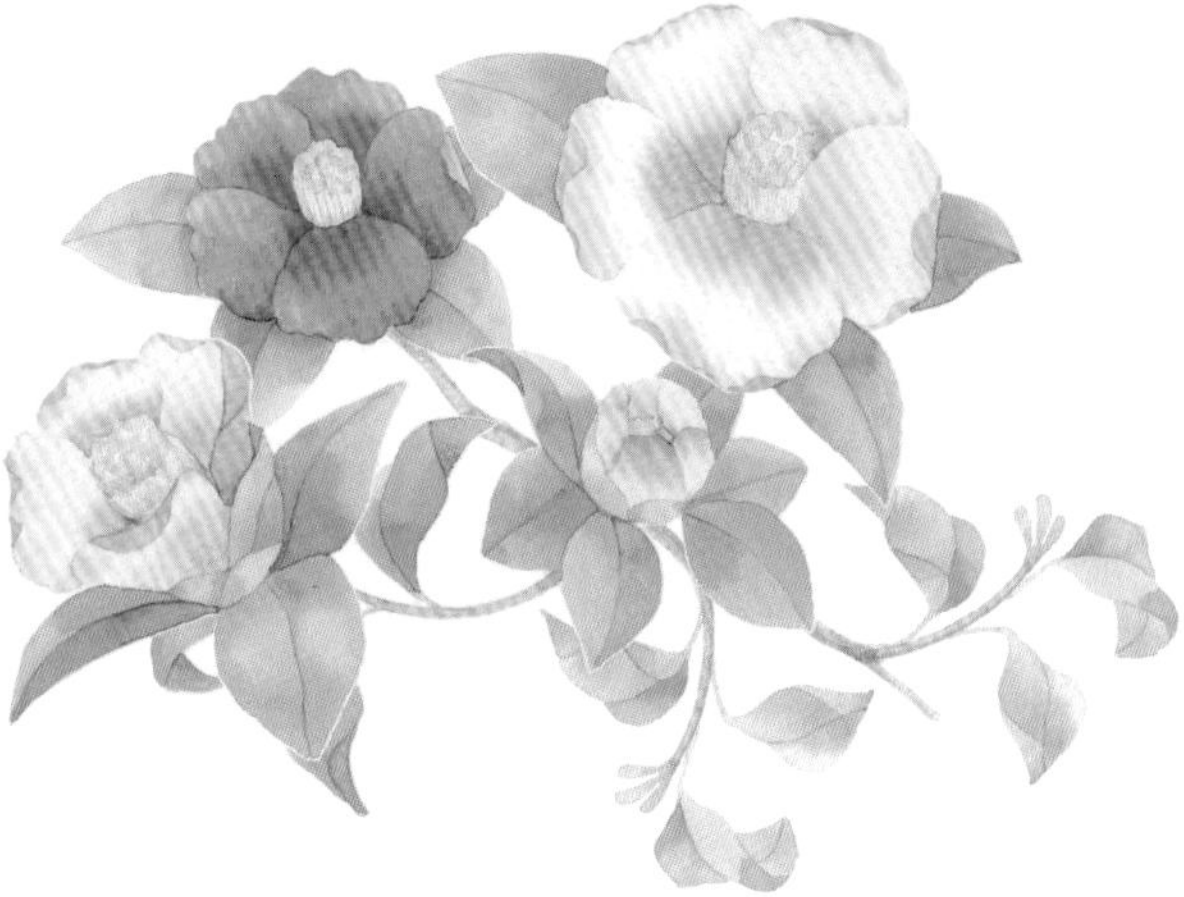

生後4か月、5か月と月齢を重ねていくに従って、孫の肌から少しずつ湿疹が消えていきました。

生後6か月くらいになると、湿疹はほとんど消えました。なによりも、孫が皮膚をかゆがらなくなったことが、快方に向かっている証しでした。

アトピー性皮膚炎は、その子によって改善していくスピードが異なりますが、孫の場合は以下のことが幸いしました。

・軽症だったこと
・早い時期から思い切って薬を塗るのをやめたこと

幸い、生後6カ月くらいにはアトピー性皮膚炎が完

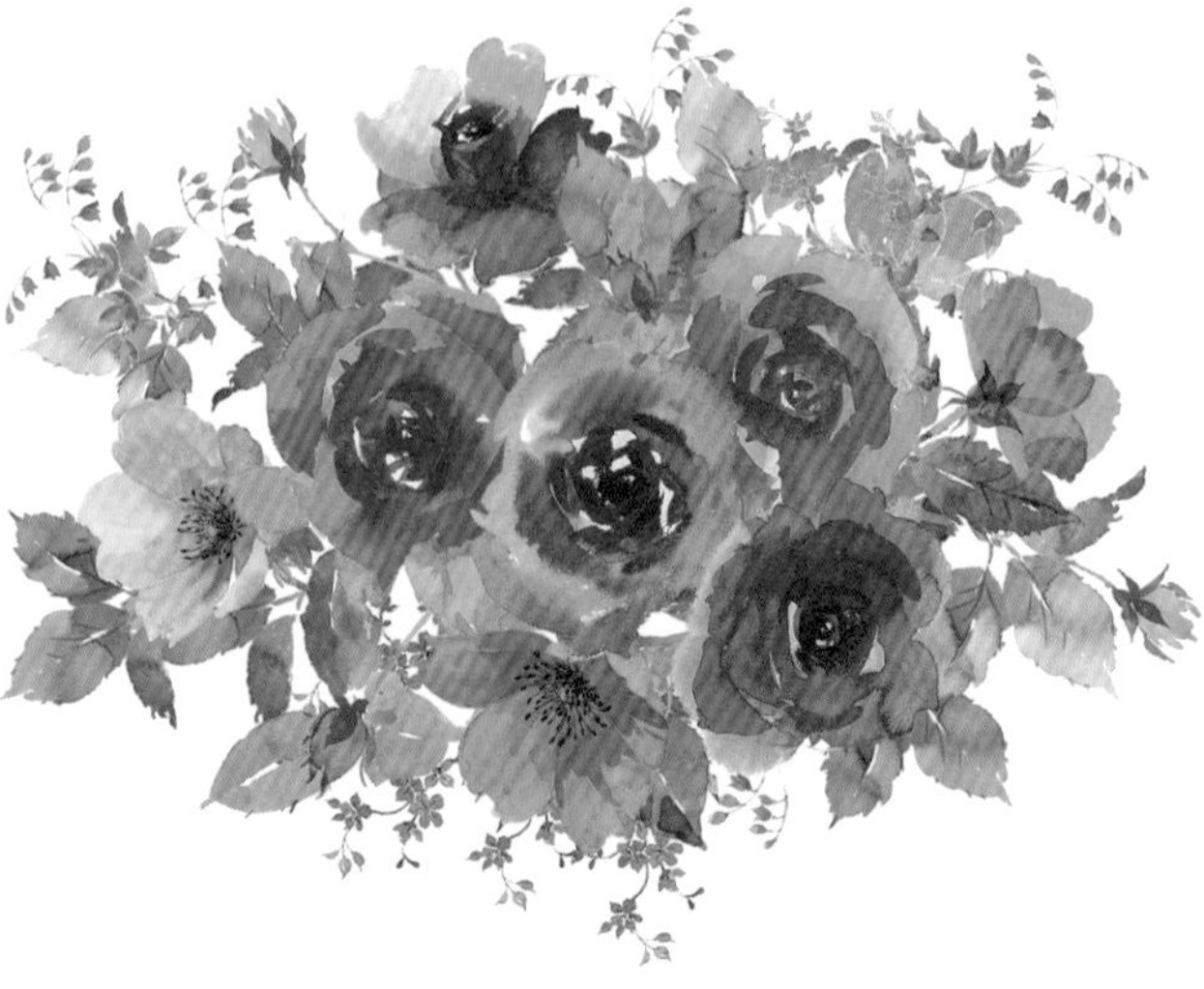

治。まさに、「絹のパスポート」を手に入れることができたのです。

わが子のアトピー性皮膚炎がきれいさっぱりなくなっていく様子を見ながら、娘の笑顔が増え、母親としての自信が少しずつついていくさまが見られるようになったことは、母親としても大変喜ばしく感じました。

おわりに

日々勉強を重ねてたどりついたアトピー性皮膚炎との向き合い方について、こうしてようやく一冊の本にまとめ、皆さんの元にお届けすることができて、とてもうれしく思っています。

息子がアトピー性皮膚炎になったとき、私はとても不安でした。
薬はよくないと直感的にわかったこと、人の免疫力を信じたこと、それがまずきっかけでしたが、自分の信じる道を突き進んで、結果を得ることができ、その方法をその後、孫に伝えることができたことに、とても運命的なものを感じています。

赤ちゃんのアトピー性皮膚炎に悩むお母さんたち、今はとても不安かもしれませんが、私の体験が、あなたたちに寄り添うことができれば何よりです。

繰り返しになりますが、アトピー性皮膚炎を改善させるための基本は以下の２つです。

・生まれてから半年のうちに対応し、薬を使わないこと
・生活習慣を改めること

アトピー性皮膚炎は、病気ではありません。
ぜひ、本書で紹介した方法を実践してみてください。愛するお子さんに素晴らしい人生を歩んでもらうためにも、共に手をとりあって、前に進んでいきましょう。

最後に、日頃から私を支えてくれる夫、娘、息子、そして

可愛い孫たちに感謝し、筆をおかせていただきます。

皆さんの幸せを願って。

２０２３年６月

ミセス・ペリカン

著者プロフィール

ミセス・ペリカン（みせす・ぺりかん）

沖縄県出身、東京都在住。

アトピー性皮膚炎 絹のパスポートをゲットシヨウ

2024年2月15日　初版第1刷発行

著　者　ミセス・ペリカン
発行者　瓜谷 綱延
発行所　株式会社文芸社
〒160-0022　東京都新宿区新宿1－10－1
電話　03-5369-3060（代表）
03-5369-2299（販売）

印刷所　図書印刷株式会社

ISBN978-4-286-24351-1